COURS LIBRE

DE

MÉDECINE MENTALE

PAR LE

Dr E. RÉGIS

Ancien Chef de Clinique des maladies mentales à la Faculté de Médecine de Paris,
Médecin de la Maison de santé du Castel-d'Andorte.

PREMIÈRE LEÇON

BORDEAUX

G. GOUNOUILHOU, IMPRIMEUR DE LA FACULTÉ DE MÉDECINE

11 — RUE GUIRAUDE — 11

1885

COURS LIBRE

DE

MÉDECINE MENTALE

PAR LE

Dʳ E. RÉGIS

Ancien Chef de Clinique des maladies mentales à la Faculté de Médecine de Paris,
Médecin de la Maison de santé du Castel-d'Andorte.

PREMIÈRE LEÇON

BORDEAUX

G. GOUNOUILHOU, IMPRIMEUR DE LA FACULTÉ DE MÉDECINE

11 — RUE GUIRAUDE — 11

1885

COURS LIBRE

DE

MÉDECINE MENTALE

PREMIÈRE LEÇON

Préambule — Objet et division du cours — Définition de l'Aliénation mentale et de la Folie — Terminologie — Etiologie.

Messieurs,

Je dois avant tout, au début de mes conférences, remercier MM. les Professeurs de la Faculté qui ont bien voulu m'autoriser à ouvrir ce cours libre de *médecine mentale*. Je dois aussi vous remercier, Messieurs, d'avoir ainsi répondu à mon appel. A défaut de science et d'art de bien dire, vous trouverez chez moi, je vous en donne l'assurance, désir sincère de vous être utile et surtout bonne volonté.

Messieurs, l'Aliénation mentale offre ceci de particulier, que son étude est restée jusque dans ces derniers temps le monopole à peu près exclusif de quelques spécialistes. En France même, pays par excellence de la psychiatrie moderne, comme autrefois le furent la Grèce et Rome, les aliénistes seuls s'occupent d'aliénation mentale, et je ne crois pas faire injure à mes confrères en disant que la plupart ne possèdent encore sur la folie que des notions absolument rudimentaires.

Cette injuste proscription d'une science si importante et si pleine d'intérêt ne pouvait évidemment s'éterniser et la force d'évolution qui modifie sans cesse le courant scientifique devait tôt ou tard mettre les maladies mentales en pleine lumière et en rendre nécessaire la vulgarisation. Or, l'heure me paraît venue, Messieurs, et il suffit pour s'en convaincre de jeter les yeux autour de soi. Voici, en effet, la folie et les névroses dont on parlait à peine autrefois, qui aujourd'hui prennent une extension de plus en plus considérable dans l'état social et menacent d'envahir la scène judiciaire aussi bien que la scène pathologique. D'autre part, comme pour répondre à ce mouvement envahissant, les études se multiplient sur la matière, des journaux se créent, des chaires se fondent, de nouvelles législations s'élaborent de tous côtés; enfin, dernier signe plus évident encore, la folie et les fous tendent à intervenir de plus en plus dans les manifestations de l'esprit public, à ce point qu'on ne peut plus aujourd'hui lire un roman ou un feuilleton, parcourir un journal, assister à une pièce de spectacle, sans y voir figurer sous des couleurs plus ou moins fantaisistes quelque sombre drame sur la folie. Il y a donc là, à n'en pas douter, un mouvement d'évolution qui marque pour tout le monde, et en particulier pour le médecin et l'homme de loi destinés à avoir si souvent affaire à elle, l'obligation absolue de connaître désormais l'aliénation mentale.

Déjà un grand pas a été fait dans cette voie, c'est à dire en faveur de l'enseignement public de la psychiatrie. Mais comme toujours malheureusement, lorsqu'il s'agit de perfectionnements ou d'innovations, la France, sur ce point, est restée en arrière. Tandis en effet que dans d'autres pays, comme l'Allemagne et l'Italie, de nombreuses cliniques de médecine mentale disséminées sur toute la surface du territoire fonctionnent avec succès, en France, si l'on en excepte Paris où il s'en trouve actuellement cinq ou six réunies dans les deux hospices de la Salpêtrière et de Sainte-Anne, l'enseignement des maladies mentales n'existe pour ainsi dire nulle part ailleurs que de nom. Cela tient surtout à notre système de centralisation à outrance qui fait que Paris, capitale de l'Université française, absorbe à son profit la plupart des maîtres et des élèves, alors qu'à l'étranger, où il existe autant d'universités distinctes qu'il y a de provinces ou de régions, l'enseignement se répartit, à peu près également dans chacune d'elles.

Est-ce à dire, Messieurs, que même dans ces conditions défavorables et avec des éléments notoirement insuffisants, l'enseignement des maladies mentales n'ait dans les Facultés de province aucune chance d'exister? Tel n'est pas mon avis et je suis convaincu, au contraire, que cet enseignement ne peut manquer tôt ou tard de s'établir et même de prospérer, s'il veut se mettre en harmonie avec les besoins et les exigences du milieu. Ici, en effet, ce ne sont plus de grandes leçons didactiques, limitées à un chapitre unique de l'histoire de la folie ou errant au hasard de la clinique sur les sujets les plus divers, qu'il faut aux élèves comme à Paris. Ce qu'il vous faut à vous, Messieurs, étudiants en médecine et étudiants en droit, avocats et médecins, qui n'avez qu'un temps restreint à consacrer à cette branche complémentaire de vos études et qui désirez n'en savoir que juste assez pour les besoins de votre pratique professionnelle, c'est un extrait condensé de la matière, un résumé complet mais réduit à ses plus justes limites, en un mot un enseignement pratique et élémentaire qui vous permette d'acquérir rapidement des notions suffisantes pour reconnaître et traiter les aliénés et surtout pour aborder en connaissance de cause les questions de médecine légale, souvent si délicates, auxquelles ces malades donnent lieu.

Voilà je crois, Messieurs, le genre d'enseignement qu'il vous faut, et c'est en conséquence dans cet ordre d'idées que je compte diriger les leçons que je vais avoir l'honneur de vous faire. Je ne me dissimule pas combien je suis au-dessous de ma tâche et vous sentez vous-mêmes combien il est difficile de résumer en quelques conférences la substance tout entière de la médecine mentale. J'essaierai cependant, soutenu, je le répète, par le désir de vous être utile et par la certitude que j'ai que votre indulgence ne me fera pas défaut.

Voici donc, Messieurs, comment sera distribué notre cours qui comprendra au plus une vingtaine de leçons.

La première partie sera consacrée à la *pathologie mentale* proprement dite, c'est à dire à l'étude médicale de l'aliénation et de la folie.

Deux sections en formeront la base.

L'une, qui aura pour objet la *pathologie générale*, comprendra successivement :

1° Les *généralités relatives à l'aliénation mentale* (définition, étiologie, diagnostic, marche, durée, terminaison, pronostic, anatomie pathologique, traitement).

2° La *symptomatologie de l'aliénation mentale*, c'est à dire ses éléments primitifs ou symptomatiques.

3° La *classification* à adopter pour grouper d'une façon méthodique et précise les diverses formes d'aliénation mentale et nous servir de fil conducteur dans notre étude.

La *deuxième section* aura pour objet la *pathologie spéciale*, c'est à dire l'examen des diverses formes d'aliénation et de folie, que nous passerons successivement en revue d'après l'ordre indiqué dans la classification et en insistant plus particulièrement sur celles dont la connaissance vous est le plus nécessaire.

La deuxième partie, elle, sera consacrée aux *applications usuelles de la pathologie mentale*, et comme la première sera divisée en deux sections.

Dans l'une, relative à la *pratique médicale* proprement dite, nous examinerons les rapports de tout ordre que le médecin praticien peut avoir avec les aliénés, soit pendant tout le cours de leur maladie, lorsqu'ils restent en liberté, soit jusqu'au moment de leur entrée dans les établissements spéciaux lorsqu'ils sont destinés à la séquestration. Nous insisterons particulièrement sur les moyens pratiques d'examiner le malade, de l'aborder, de l'interroger, de constater chez lui l'existence de la folie et d'en reconnaître la forme, question capitale entre toutes, quels que soient l'objet et le but de cet examen.

Dans la deuxième section, relative à la *pratique médico-légale*, nous passerons également en revue, en leur accordant toute l'importance qu'elles méritent, les principales questions médico-judiciaires que soulève l'étude de la folie, c'est à dire : l'historique de la médecine légale psychologique et sa situation actuelle en France et dans les principaux pays; la *responsabilité* criminelle et la *capacité* civile des aliénés; la nature et les caractères de leurs *délits* et de leurs *crimes* dans l'aliénation mentale en général et dans chacune de ses formes en particulier; la *simulation* de la folie; les *expertises* médico-légales et le rôle du médecin et de l'homme de loi, suivant les cas; enfin l'*interdiction*, le *conseil judiciaire*, l'*administration provisoire*, le *mariage*, les *donations* et *testaments*, les *assurances* sur la vie chez les aliénés, etc., etc.

Comme vous le voyez, Messieurs, notre programme est considérable, et si nous voulons le parcourir, même rapidement, dans le court espace de temps que nous nous sommes assigné, nous n'avons pas un instant à perdre.

Aussi, entrerai-je immédiatement en matière en suivant méthodiquement l'ordre tracé sur ce tableau, c'est à dire en vous parlant en premier lieu des *généralités* relatives à l'aliénation mentale.

Et d'abord, qu'est-ce que l'aliénation mentale et

qu'est-ce que la folie, deux termes qui sont pris communément à tort l'un pour l'autre, et dont il importe avant tout de bien préciser la différence.

Aliénation mentale est un terme générique qui comprend indistinctement toutes les altérations dont l'intelligence peut être le siège, altérations constitutionnelles ou fonctionnelles, congénitales ou acquises, transitoires ou persistantes. La *folie*, elle, a un sens moins étendu ; elle n'est qu'une des parties constituantes de l'aliénation mentale et s'applique à la perte de la raison proprement dite, survenant à titre de maladie chez un individu raisonnable jusqu'alors. Un exemple achèvera de faire saisir la distinction. Un *imbécile* est un *aliéné*, car il présente une altération évidente de l'intelligence, l'*arrêt de développement* ; mais, tout imbécile qu'il est, il peut ne pas déraisonner et se servir normalement de la part restreinte d'intelligence qu'il possède, *il n'est pas fou*. Or, que cet imbécile, sous l'influence d'une cause quelconque, vienne à être atteint d'un accès de manie ou de mélancolie, voilà un élément nouveau, la folie, qui est venu s'enter sur le fonds primitif d'aliénation mentale : l'*aliéné* est devenu *fou*.

Ajoutons, pour accentuer la distinction, qu'en plus des symptômes qui lui sont communs avec l'aliénation mentale, la folie est presque toujours inconsciente d'elle même, au point qu'on a pu l'appeler une *infortune qui s'ignore* et qu'elle a pour symptôme capital, sinon pour critérium absolu, la perte du libre arbitre, c'est à dire de cette faculté qu'a l'homme sain de se déterminer et d'agir en connaissance de cause, en pleine volonté libre et réfléchie. C'est pourquoi, tant qu'un aliéné n'est pas réellement dominé par ses influences morbides, tant qu'il reste dans une certaine mesure maître de lui, *compos sui*, peut-il être considéré comme n'étant pas *fou* au sens absolu du mot ; il lui reste encore un dernier pas à franchir, celui de la subordination pathologique de son moi.

Nous appellerons donc, Messieurs, *aliénation mentale, l'ensemble des états pathologiques essentiellement caractérisés par des troubles de l'intelligence.*

Quant à la folie, elle a été définie par Esquirol : *Une affection cérébrale, ordinairement chronique, sans fièvre, caractérisée par des désordres de la sensibilité, de l'intelligence et de la volonté.*

Cette définition, considérée comme la meilleure de toutes celles qui ont été proposées jusqu'à ce jour, et elles sont nombreuses, est cependant très imparfaite, en ce sens qu'elle peut s'appliquer indifféremment à toutes les affections cérébrales chroniques dans lesquelles intervient un trouble psychique et qu'elle ne fait pas ressortir, notamment, la différence que nous venons de signaler entre l'aliénation mentale et la folie.

Pour être plus précis et sans prétendre à donner une définition exacte de la folie, ce qui est, pour ainsi dire, à peu près impossible dans l'état actuel des choses, nous dirons que *la folie, maladie spéciale, est une forme d'aliénation caractérisée par la perte accidentelle, inconsciente et plus ou moins durable de la raison, sans lésion constitutionnelle de l'intelligence.*

Cette définition nécessite un mot d'explication.

La folie, disons-nous, est une maladie spéciale, ce qui la distingue de tous les états de trouble psychique qui n'existent qu'à titre de symptôme accessoire ou d'épiphénomène, comme par exemple le *délire fébrile* dans les maladies aiguës.

C'est aussi, ajoutons-nous, une forme d'aliénation caractérisée par la perte accidentelle, inconsciente et plus ou moins durable de la raison. *Perte de la raison,* en effet, puisque la raison n'est autre chose, physiologiquement, d'après la définition même de Littré et Ch. Robin, que « l'ensemble des facultés par lesquelles l'homme perçoit, reconnaît, démontre le vrai ». Perte *accidentelle* et *inconsciente* en outre, ce qui la sépare des états d'aliénation dans lesquels il existe une altération congénitale ou consciente de l'intelligence, et *plus ou moins durable,* ce qui la différencie également des troubles délirants tout à fait transitoires comme l'est, par exemple, l'*ivresse.* Quant au terme additionnel *sans lésion constitutionnelle de l'intelligence* qui termine la définition, il spécifie ce point important que la folie ne comporte pas par elle-même une altération de quantité, de constitution de l'intelligence et qu'elle la lèse uniquement dans son fonctionnement, dans son dynamisme ; d'où cette conséquence que certaines affections mentales telles que la démence, qui portent exclusivement sur le fonds intellectuel, ne sont pas des folies mais des états d'aliénation mentale ou, pour préciser davantage, des *infirmités cérébrales.*

Pour en finir avec ces préliminaires indispensables, il ne me reste plus qu'à vous indiquer la valeur exacte des principaux termes et expressions usités en psychiatrie.

Aliénation mentale a pour synonymes *maladies mentales* ou *phrénopathies* ; folie, *psychose* ou *psychopathie* ; médecine mentale, *psychiatrie* ou *freniatrie.*

Quant aux mots *démence, monomanie, hallucination, délire,* qu'on emploie souvent à tort dans le public comme les analogues de folie, ils ont chacun une acception particulière et bien différente. Ainsi, la *démence* est, comme nous venons de le dire, une forme d'aliénation, et ce n'est que dans le langage judiciaire où l'usage a prévalu, qu'on peut encore en faire le synonyme de folie. Il en est de même de la *monomanie* ou *folie partielle* qui est aussi une variété spéciale de folie et qu'il faut bien se garder, par conséquent, de confondre avec elle. Enfin, quant au *délire* et à l'*hallucination,* ce ne sont là simplement que deux éléments primitifs ou symptomatiques de la folie.

Reste un mot, habituellement détourné de son sens et dont il importe de préciser la signification telle que l'a établie le langage scientifique : c'est le mot *vésanie.* On donne le nom de *vésanie* à la *folie pure,* simple, pour la distinguer de la folie liée à d'autres états morbides, dans lesquels elle n'entre qu'à titre de symptôme ou de complication. Ainsi le *délire de persécution* est un type de vésanie, parce qu'il est idiopathique et qu'il constitue à lui seul l'état morbide existant; au contraire la *folie paralytique,* c'est à dire celle qui accompagne si fréquemment la paralysie générale n'est pas une vésanie, parce qu'elle est liée à une maladie cérébrale, à une affection organique des centres nerveux. Je n'ai pas besoin d'ajouter que les fous désignés sous le nom de *vésaniques* sont, par conséquent, ceux qui sont atteints de folie pure ou vésanie.

Messieurs, nous savons ce qu'on entend par aliénation mentale et par folie. Il nous faut, maintenant, nous demander quelles sont les causes qui produisent ces affections, c'est à dire passer à l'étude de l'étiologie.

L'aliénation mentale, comme la plupart des maladies, reconnaît des *causes prédisposantes* et des *causes occasionnelles.*

Civilisation. — En tête des causes prédisposantes d'ordre général vient se placer la civilisation.

Il est très difficile de juger exactement le rôle de la civilisation dans la genèse de la folie, car c'est là une cause complexe n'agissant qu'indirectement et par l'intermédiaire des éléments multiples qui la composent. Il est certain toutefois que la civilisation, j'entends la civilisation excessive par les besoins qu'elle entraîne, les habitudes de luxe et de plaisirs qu'elle crée, enfin la lutte pour l'existence à laquelle elle condamne, favorise le développement de l'aliénation mentale. La preuve en est dans le petit nombre d'aliénés existant chez les peuplades sauvages, dans leur nombre de plus en plus grand à mesure qu'on s'élève dans des pays plus civilisés, enfin dans leur prédominance excessive dans les grands centres et les cités. En ce qui concerne notamment la Paralysie générale, chacun sait que l'Europe occidentale et l'Amérique du Nord en sont les foyers principaux, et un auteur américain a pu dire avec quelque apparence de raison que la fréquence de cette maladie dans les divers États pouvait servir dans une certaine mesure de thermomètre relativement à leur degré de civilisation.

Idées religieuses. — L'influence psychopathique des idées religieuses, ainsi que de toutes les croyances, erreurs et superstitions qui s'y rattachent, varie essentiellement suivant les époques, les pays et les milieux. Très active en France au moyen âge et pendant les guerres de religion, où on l'a vue sévir d'une façon épidémique et donner naissance à ces terribles épopées morbides dont Calmeil nous a conservé l'histoire détaillée, elle est devenue beaucoup moindre aujourd'hui, sans cesser cependant d'être manifeste. Par contre, elle joue encore un rôle considérable dans certains pays où les sentiments religieux et les haines de secte occupent toujours une des premières places.

Rien ne se communique plus aisément que les idées de religion et de mysticisme, en raison sans doute de ce caractère de mystérieux et de surnaturel qui les rend si accessibles à l'âme humaine. C'est ce qui explique pourquoi la folie qu'elles engendrent est susceptible de se propager et de revêtir la forme épidémique.

Les idées religieuses déterminent la folie principalement chez les individus qui leur offrent le plus de prise, c'est à dire, d'une façon générale, chez les esprits faibles, les enfants, les femmes, les personnes nerveuses, mais surtout chez les religieux et les religieuses et, parmi ceux-ci, chez ceux qui sont voués aux ordres mystiques et contemplatifs. Elles ont également une action plus manifeste à certaines périodes de l'existence, notamment aux deux grandes époques de la vie génitale, la puberté et la ménopause. Sachez d'ailleurs qu'il existe un lien étroit entre les idées mystiques et les idées érotiques et que, le plus souvent, ces deux ordres de conceptions se trouvent associées dans la folie.

Je dois mentionner enfin la différence, purement de forme d'ailleurs, qu'affecte le délire religieux chez les catholiques et chez les protestants. Chez les premiers, ce sont presque toujours des idées de culpabilité, de sacrilège, de damnation, de possession démoniaque ou au contraire de glorification et de divinisation personnelles que l'on observe; chez les seconds, c'est plutôt une tendance marquée à la controverse et à la discussion théologiques.

Événements politiques. Guerres. Commotions sociales. — On a exagéré de tout temps, Messieurs, l'importance des mouvements politiques, des révolutions, des guerres comme cause d'aliénation mentale. La vérité est que la sphère politique comme la sphère religieuse constitue l'un des terrains de prédilection de la folie et qu'elle a comme elle ses mystiques, recrutés parmi les névropathes et les exaltés. Ce qui est vrai aussi, c'est que les grandes commotions politiques et sociales ont surtout pour effet de faire surgir et de mettre en évidence un certain nombre d'aliénés qui, en des temps non troublés, fussent passés inaperçus, d'où l'augmentation plus apparente que réelle du chiffre des fous à chacune des époques sombres de l'histoire. Mais l'effet le plus constatable et le plus évident de ces crises politiques, au point de vue de l'aliénation mentale, c'est sans contredit la couleur spéciale et toute à leur image qu'elles impriment chaque fois au délire du moment. Ainsi, depuis le changement de régime qui s'est opéré en France, la plupart des aliénés qui s'intitulaient autrefois princes, rois, ducs, empereurs, se disent aujourd'hui démocratiquement ministres, chefs politiques, président de la République. De même, les associations puissantes, les inventions et, par dessus tout, les grandes découvertes récentes en matière d'électricité interviennent dans la folie au fur et à mesure de leur production pour y jouer un rôle plus ou moins actif. Rien n'est en effet plus commun à l'heure actuelle, que les délires partiels ayant pour objet ou pour appui la police secrète, la franc-maçonnerie, les jésuites, l'électricité, les tuyaux acoustiques, le téléphone, le phonographe, et chez la plupart des hallucinés de l'ouïe, ces deux derniers instruments sont devenus des conducteurs mystérieux qui leur apportent les voix de leurs interlocuteurs invisibles.

Hérédité. — Nous arrivons maintenant à l'hérédité, la plus importante sans contredit de toutes les causes de folie et qui mérite, par conséquent, toute notre attention.

Par hérédité il faut entendre, en psychiatrie, *une prédisposition originelle à l'aliénation mentale, transmise aux enfants par les parents.*

La source de cette prédisposition peut être non seulement l'aliénation mentale elle-même chez les ascendants, mais les maladies qui s'en rapprochent, l'excentricité, les névroses, l'alcoolisme, certaines diathèses, la consanguinité, etc.

C'est faute d'avoir ainsi compris l'hérédité dans son acception la plus large et la plus vraie, et pour l'avoir plus ou moins restreinte aux cas de transmission de la folie elle-même, qu'on n'a pu se mettre d'accord sur la fréquence exacte de cette cause en aliénation mentale. En réalité, on peut admettre, avec Marcé, que dans les neuf dixièmes des cas on trouve un antécédent quelconque.

L'hérédité provient le plus souvent des parents eux-mêmes, c'est à dire qu'elle est *immédiate.* Elle peut venir à la fois du père ou de la mère et, dans ce cas, elle est dite *double* ou à *facteurs convergents.* Ou bien, elle est isolément le fait du père ou de la mère, constituant ainsi l'*hérédité simple,* paternelle ou maternelle. Suivant Esquirol, cette dernière est la plus grave. Elle est aussi trois fois plus fréquente que l'hérédité paternelle, d'après M. Baillarger.

L'hérédité peut provenir non plus des parents, mais des grands-parents, sans avoir passé par les ascendants immédiats. Elle est alors *médiate.* Elle peut aussi provenir à la fois de plusieurs générations antérieures et dans ce cas elle est dite *accumulée*.

L'hérédité est *directe* ou *collatérale* suivant qu'elle tire son origine des parents ou des grands-parents ou au contraire des branches collatérales de la famille.

L'hérédité peut éclater chez les enfants plus ou moins longtemps avant de se manifester chez les parents. On peut la considérer alors comme *anticipée* par rapport à la prédisposition des ascendants, restée jusqu'alors *latente*.

L'hérédité peut se traduire chez les enfants par des vices d'organisation psychique ou des affections mentales analogues à ceux des parents. C'est le cas pour beaucoup de ces dispositions maladives irrésistibles désignées sous le nom d'*impulsions*, comme la passion du jeu et de la boisson et surtout comme la tendance au suicide, qui non seulement se transmet en général telle quelle, mais qui, dans bien des familles, se manifeste de génération en génération au même âge et dans des conditions absolument identiques. C'est le cas aussi, quoique plus rarement, pour certaines formes particulières de folie, comme par exemple la folie à double forme. L'hérédité est alors *similaire*. Elle est au contraire *dissemblable* ou *transformée* lorsqu'elle se modifie en passant d'une génération à une autre et c'est là sans contredit ce qu'on observe le plus souvent. Au point de vue de sa marche, l'hérédité peut s'accentuer de plus en plus pour aboutir à la dégénérescence de la race, c'est à dire être *progressive* ou, au contraire, s'atténuer par une série de croisements heureux pour en arriver à disparaître, c'est à dire être *régressive*.

L'hérédité ne frappe pas indistinctement tous les membres d'une même famille et un certain nombre peuvent échapper à son influence. Il est même de règle, d'après Morel, d'observer dans les familles d'aliénés des *types disparates*, c'est à dire qu'à côté d'individus mal équilibrés, véritables *candidats à la folie*, il en est qui sont parfaitement organisés et pondérés et qui n'ont que peu ou point pris de part à l'héritage pathologique. Cette disparité peut quelquefois même être poussée à ce point qu'à côté de dégénérés et d'aliénés on trouve dans ces familles des hommes de talent et même de génie. Les faits abondent pour l'établir.

D'une façon générale, les enfants les plus exposés à l'hérédité sont ceux dont la naissance se rapproche le plus des accès d'aliénation des parents. C'est surtout le cas des enfants nés d'une mère en accès de folie puerpérale ou conçus par un père en état d'ivresse.

L'hérédité, en aliénation mentale, paraît affecter plusieurs types, dont les principaux sont : 1° l'*hérédité vésanique* ou hérédité de la folie pure, (des vésanies; 2° l'*hérédité cérébrale* ou *congestive*, c'est à dire l'hérédité des affections cérébrales et de la paralysie générale; 3° l'*hérédité névrosique* ou *névropathique*, qui est celle des névroses.

Age. — La fréquence de la folie est surtout marquée dans la période moyenne de la vie; au-dessus et au-dessous, cette fréquence diminue et s'abaisse de plus en plus à mesure qu'on se rapproche des limites extrêmes de l'existence, en sorte que chez l'enfant en bas âge comme chez le vieillard sénilisé, la folie proprement dite n'existe pas. Il en est tout autrement, par contre, des infirmités mentales ou aliénations constitutionnelles, comme l'imbécillité et la démence, qui altèrent surtout les facultés au moment de leur développement ou au moment de l'insénescence, c'est à dire pendant les périodes d'involution et de régression intellectuelles. On sait enfin, et nous avons déjà eu l'occasion de signaler le fait, que les principales étapes de la vie humaine, telles que la puberté et l'âge critique, sont le signal d'une recrudescence dans la fréquence de la folie.

Sexe. — Il existe actuellement en France, dans les établissements d'aliénés, environ 50,000 malades, 49,012 d'après le recensement fait au 1er janvier 1882.

Ce chiffre ne représente, bien entendu, que les aliénés séquestrés, car si l'on fait entrer en ligne de compte ceux qui vivent à domicile et qui sont presque aussi nombreux, on voit que le chiffre total des aliénés existant en France s'élève actuellement à près de 100,000. Or, sur les 50,000 aliénés séquestrés, on trouve environ 26,000 femmes et 23,000 hommes, ce qui semblerait indiquer que l'aliénation mentale est plus fréquente dans le sexe féminin. Il n'en est rien, cependant, car si au lieu de se baser sur ces chiffres qui ne représentent que la population des asiles prise à un moment donné, on s'appuie sur le nombre des aliénés séquestrés dans une période déterminée, on voit que le chiffre des hommes admis tous les ans dans les asiles est constamment supérieur à celui des femmes dans la proportion de 114 % environ, ce qui indique bien qu'en réalité c'est le sexe masculin qui fournit le plus d'aliénés. Si le chiffre des femmes séquestrées, pris à un moment quelconque, l'emporte sur celui des hommes, c'est parce que la paralysie générale et l'alcoolisme, bien plus fréquents chez ces derniers, établissent un double courant de mortalité et de guérison qui rend le mouvement de la population masculine plus actif et son séjour plus court dans les établissements hospitaliers.

Si d'une façon générale l'aliénation mentale est plus fréquente chez l'homme, c'est surtout aux dépens des infirmités mentales et des folies associées ou symptomatiques, car la folie pure ou vésanie est au contraire plus commune chez la femme, qui a en outre le monopole de certaines formes spéciales à son sexe, comme la folie puerpérale par exemple.

Climats, saisons, phases de la lune. — Il n'est guère possible d'établir l'influence comparative des différents climats sur la production de la folie, en raison de la multiplicité et surtout de la diversité des causes qui se surajoutent à elle. Ce qui paraît plus certain, c'est la recrudescence des cas d'aliénation dans certaines saisons et notamment dans le semestre de mars à septembre. Les anciens et, plus près de nous, Esquirol, attachaient une certaine importance à l'influence des saisons, non seulement sur le développement, mais aussi sur le cours de la folie; tels ou tels accès devaient, pour lui, guérir à telle époque; passé ce temps, si la guérison ne survenait pas, le pronostic devenait plus grave. Quant à l'influence des *phases* de la lune, regardée autrefois comme si profonde que, dans certains pays, elle a même donné son nom aux aliénés et aux asiles d'aliénés (*lunatic, lunatic asylum*), elle n'est plus guère admise aujourd'hui. Il paraît probable cependant qu'elle a une certaine action sur le retour des accès dans la folie intermittente et la folie à double forme, et qu'elle se traduit parfois aussi par une exacerbation périodique du délire dans certains accès de manie ou de mélancolie.

État civil. — Toutes les statistiques s'accordent à reconnaître que la folie est plus fréquente chez les célibataires que chez les gens mariés. On explique ce fait en disant que la condition du célibat favorise la vie irrégulière et prive les individus d'appui moral. Il serait peut-être plus vrai de dire que la même cause qui porte certains individus à la folie, les porte également au célibat. Il semble, en effet, que les prédisposés, en raison même de leur tempérament spécial, sont souvent portés à s'éloigner du mariage et à rechercher la vie égoïste et solitaire. On a remarqué également que, par une sorte d'attraction souvent inconsciente, les prédisposés avaient une tendance à s'allier entre eux. Enfin, on s'accorde à dire que le veuvage a une influence positive sur le développement de la folie.

Professions. — Dans tous les pays du monde, mais surtout en Angleterre, ce sont les *militaires* qui occupent la première place pour le nombre dans la statistique de l'aliénation mentale. La paralysie générale est surtout fréquente chez les officiers. Il n'est pas rare non plus d'observer dans les rangs de l'armée certaines formes de névrose et de folie épidémique, particulièrement la nostalgie et le suicide.

Dans les professions libérales, ce sont les hommes de loi, les ecclésiastiques, les médecins, les écrivains, les savants, les artistes qui paraissent payer le plus large tribut à la folie. Suivant une croyance généralement répandue, les aliénistes et en général toutes les personnes qui vivent au contact des aliénés, auraient une tendance à devenir fous, sous l'influence de ce contact. C'est là, nous n'avons pas besoin de le dire, une erreur populaire, car le contact des aliénés ne peut agir que sur des esprits déjà prédisposés.

Dans les professions manuelles, les gens les plus exposés à la folie sont les ouvriers qui travaillent dans les substances toxiques ou dangereuses, surtout dans l'alcool, ceux qui sont exposés à de fortes chaleurs comme les chauffeurs, les mécaniciens, les cuisiniers, les ouvriers des usines, etc.

Éducation. — Une éducation vicieuse, trop rigide ou trop débonnaire, comme aussi trop hâtive et trop précoce, peut faire naître chez l'enfant certaines tendances à l'aliénation ou, ce qui est plus fréquent, développer certains germes déjà existants. Aussi l'éducation des prédisposés et des enfants d'aliénés offre-t-elle des indications spéciales et des règles à part.

Telles sont, Messieurs, les principales des causes prédisposantes susceptibles d'agir dans le développement de l'aliénation mentale. Il nous reste maintenant à examiner le rôle des causes occasionnelles ou accidentelles, et c'est à cette étude que nous consacrerons la première partie de la leçon prochaine.

Bordeaux. — Imp. G. GOUNOUILHOU, rue Guiraude, 11.

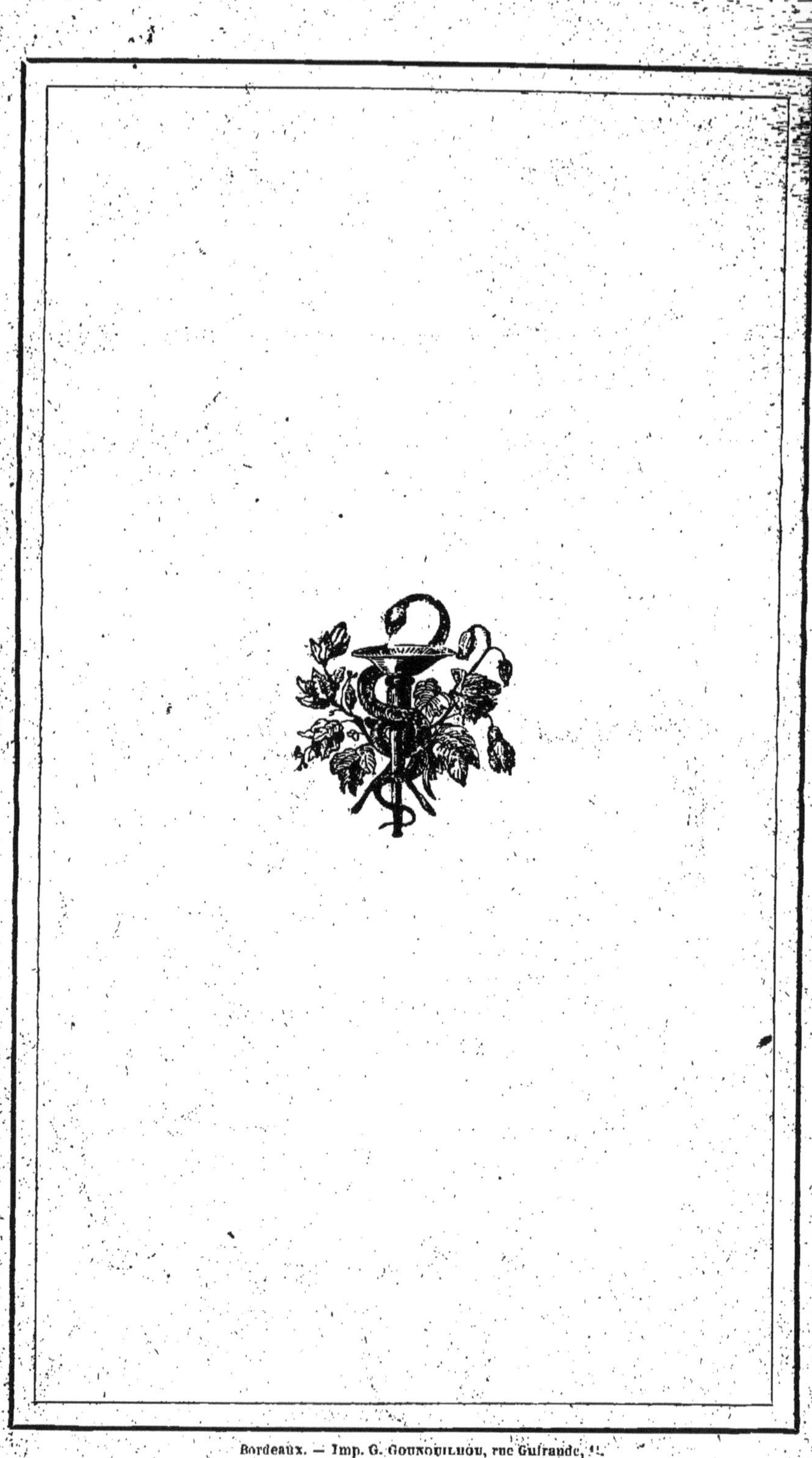

Bordeaux. — Imp. G. Gounouilhou, rue Guiraude, 11.

www.ingramcontent.com/pod-product-compliance
Ingram Content Group UK Ltd.
Pitfield, Milton Keynes, MK11 3LW, UK
UKHW021050120726
13693UKWH00006B/2540

9 782019 218478